AF475522

SUR LA

MALADIE VÉNÉRIENNE,

PAR LAUNOY, PHARMACIEN A PARIS,

RUE MICHEL-LE-COMTE, N° 37.

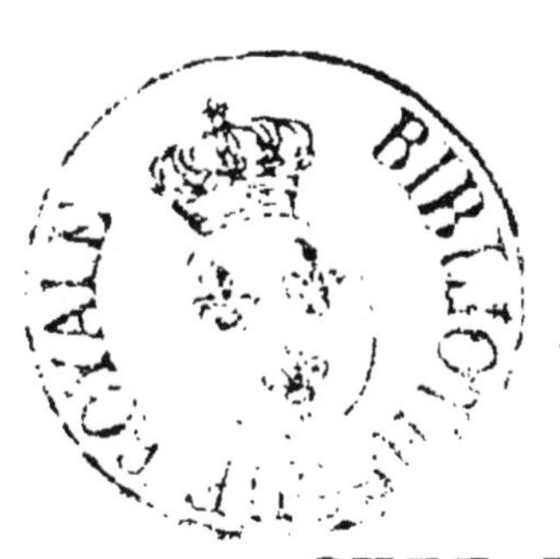

CHEZ L'AUTEUR.

1827.

SUR

LA MALADIE VÉNÉRIENNE.

Ma profession m'a fourni le moyen de voir ce que les médecins prescrivent contre la maladie vénérienne, les fâcheux résultats de la négligence des malades à prendre les précautions qui leur sont indiquées, et les traitemens adoptés pour y remédier; j'ai pu juger des méthodes les plus sûres et les moins difficiles à suivre, et l'espoir d'être utile m'a engagé à faire part de mes observations.

Quand on annonce un *remède secret sans mercure*, sous les noms emphatiquement charlatans de *Péruvien*, *Brésilien*, *Américain*, et bientôt *Liliputien*, le public, qui ne craint que Mercure, croit qu'il s'agit d'une nouvelle découverte, et s'empresse de donner dans le piége; ces fameuses découvertes sont composées de drogues dont la vertu n'est ignorée d'aucun médecin : les unes, telles que le copahu, le rathania, etc., guérissent effectivement *sans mercure* 399 écoulemens sur 400. Ce beau miracle, vendu aux Parisiens comme un secret, est connu de tous les docteurs, et n'empêchent pas beaucoup d'entre eux d'associer, par prudence et dans la crainte que l'écoulement ne soit le rebelle quatre centième, un peu de mercure aux substances astringentes, employées pour supprimer l'écoulement.

Quant aux remèdes secrets vendus pour combattre les autres symptômes de la maladie, ils sont, dit-on, composés de drogues sudorifiques, reconnues impuissantes pour opérer une guérison dans nos climats; et des médecins prétendent que, lorsque la maladie est détruite par ces remèdes secrets, c'est qu'ils contiennent du mercure : le public, qui croit n'en pas prendre, est enchanté, et paie largement son illusion.

Toutes les Écoles de médecine de l'Europe regardent le mercure comme le remède le plus sûr connu jusqu'à présent, contre le mal vénérien.

Les plus célèbres médecins disent que des charlatans, pour accréditer *leurs remèdes secrets,* prétendus sans mercure, tâchent d'effrayer, en criant que ce minéral troue les os; mais que les os se gonflant, se cariant, s'exfoliant, se trouant chez des vénériens qui n'ont jamais pris de mercure, on en peut déduire que les charlatans lui ont souvent attribué des accidens produits par la maladie mal guérie.

Le mercure, ajoutent encore ces médecins, est précieux pour sa vertu contre le mal vénérien; son usage, fait prudemment, n'est pas plus dangereux pour l'homme, que celui de tant d'autres substances employées en pharmacie, et dont on ne peut se trouver mal que par l'abus. La perfection avec laquelle on soigne aujourd'hui la maladie, doit tranquilliser sur les conséquences de son traitement.

SIGNES

QUI INDIQUENT QUE L'ON A LA MALADIE.

Le mal vénérien peut se manifester par

Ecoulement,
Ulcères,
Tumeurs,
Excroissances,
Gerçures,
Croûtes d'apparence dartreuse,
Tâches brunes cuivreuses.
Gonflement des os,
Perte de l'ouïe,
Maux d'yeux,
Douleurs, surtout la nuit, à la tête, au cou, aux mâchoires,
Enchifrenement;
Perte de l'appétit,
Fièvre,

SUR LE TRAITEMENT.

L'écoulement n'exige presque jamais l'emploi du mercure ; ce n'est que par précaution que l'on en donne un peu au malade.

Les ulcères et les tumeurs récemment gagnées se combattent très-bien par le mercure seul; on y joint cependant utilement quelques sudorifiques.

Les ulcères et les tumeurs, suite d'une infection ancienne, et *le reste des signes*, qui en sont presque toujours la preuve, ne se combattent avantageusement que par le mercure et les sudorifiques réunis.

CARACTÈRES ET TRAITEMENT.

DE L'ÉCOULEMENT PAR LA VERGE,

(*vulgairement* CHAUDE-PISSE).

Quelques jours après avoir vu une femme malade, écoulement par le canal des urines, d'une matière qui passe successivement du clair au blanc, au jaune, au verdâtre; épaisse alors; douleurs.

Première partie du traitement vénérien. — On fait prendre 6 paquets par jour de *poudre tempérante*; 8 pilules fondante le premier jour, en augmentant de 2 chaque jour, jusqu'à 16 pilules; on continue à cette dose jusqu'à disparition des douleurs (10 à 12 jours environ): si l'écoulement se fait sans douleurs, il n'en faut pas moins suivre cette première partie 10 à 12 jours; après ce terme on commence la deuxième partie.

Deuxième partie du traitement vénérien — On ordonne une pilule vénérienne le matin et une le soir, le premier jour; et ensuite 2, puis 3 le matin et 3 le soir, pendant 3 autres jours, toujours 6 paquets de poudre tempérante; on passe ensuite à la troisième partie.

Régime pendant les première et deuxième parties. — Ni vin, ni liqueurs, ni café; moins de nourriture qu'à l'ordinaire; point de danse, de femmes, de fatigues, d'équitation; bain entier chaud tous les 2 jours; se tenir bien couvert; suspensoir pour les bourses, le jour seulement.

Troisième partie du traitement vénérien. — On conseille une pilule vénérienne chaque matin; 4 pilules contre l'écoulement, et ensuite jusqu'à 16 par jour, dont moitié le matin et moitié le soir. L'écoulement ne tarde ordinairement pas à s'arrêter. On continue encore les pilules 8 à 10 jours après qu'il est passé.

Si l'écoulement résiste à l'action des pilules, on fait des injections astringentes matin et soir; et si elles sont infructueuses, on place des vésicatoires au haut interne des cuisses.

Régime pendant la troisième partie du traitement. — Nourriture ordinaire, modérément de vin, point de café, ni liqueurs; si on prend des bains, qu'ils soient froids.

DE L'ÉCOULEMENT

AVEC DOULEURS VIOLENTES DE LA VERGE,

(CHAUDE-PISSE CORDÉE).

Lorsqu'on éprouve des douleurs violentes à la verge, surtout au lit, on fait placer 8 sangsues entre les cuisses, sur la partie qui sépare les bourses du fondement; bains de la verge plusieurs fois le jour, dans une décoction tiède de guimauve et de tête de pavot; chaque jour 4 à 6 injections de même liquide; des cataplasmes tièdes autour de la verge, avec farine de lin, arrosés de laudanum, et répétés 4 fois le jour; du repos; chaque jour 2 lavemens préparés avec la graine de lin et la tête de pavot, et première partie du traitement.

Si les douleurs résistent à ces soins, saignée du bras, potion calmante. On augmente en général la dose de tête de pavot, de laudanum, d'opium, en raison de la violence des douleurs (*a*).

DU PISSEMENT DE SANG.

Il a quelquefois lieu; on doit peu s'en effrayer, il cède bientôt aux moyens employés contre les douleurs violentes de la verge, et au repos absolu (*b*).

DE LA RÉTENTION D'URINE.

Si, malgré les moyens prescrits contre les douleurs violentes de la verge, les urines ne viennent que goutte à goutte, et si elles incommodent par leur quantité dans la vessie, on cesse toute boisson, jusqu'à ce qu'un chirurgien ait placé une sonde.

(*a* et *b*) Quand les urines ont repris leur cours, qu'il ne vient plus de sang, et que l'écoulement se fait sans douleurs, on passe à la deuxième puis à la troisième partie du traitement.

DE L'ÉCOULEMENT PAR L'ŒIL.

Il peut avoir lieu par suite du contact de l'œil avec un objet infecté, ou par suite de la suppression de l'écoulement par la verge et jeté sur l'œil.

La maladie de l'œil doit être combattue promptement, et par tous les moyens, ses progrès étant ordinairement rapides et funestes.

On conseille la saignée du pied, 8 sangsues aux tempes, légères purgations, bains et ablutions fréquentes de l'œil avec de l'eau de mauve contenant 1 gros d'opium par livre de liquide; jamais de cataplasmes, d'appareils, de bandages, ils irritent, fatiguent l'œil par leur pression; absence de la clarté du jour, des flambeaux, et du feu, par un taffetas qui tombe du front; bains de pieds, cataplasmes de farine de lin sur la verge; première partie du traitement; vésicatoire au derrière du cou.

Si ces moyens ne peuvent calmer les douleurs ou détourner l'écoulement, on essaie l'inoculation de l'humeur de l'œil dans le canal des urines; deuxième partie du traitement, et lotions d'eau stimulante opiacée, qui guérissent quelquefois complètement.

Si tous ces moyens ne suffisent pas à modérer l'inflammation, on scarifie le blanc de l'œil; on tente la troisième partie du traitement; lotions astringentes de l'œil.

Lorsqu'on est parvenu à calmer les douleurs, on baigne l'œil dans un collyre astringent.

DE L'ÉCOULEMENT PAR L'OREILLE OU LE NEZ.

A lieu par suite de contact avec un objet infecté, ou par répercussion.

On ordonne la première partie du traitement; les injections de l'oreille ou du nez, souvent répétées, d'eau de guimauve et de tête de pavot; petites purgations; cataplasmes de farine de lin sur la verge; vésicatoire au derrière du cou. Si l'écoulement continue, on essaie la deuxième partie du traitement; l'inoculation à la verge; les vésicatoires aux cuisses, les injections astringentes au nez ou à l'oreille, répétées 6 à 8 fois par jour, et troisième partie du traitement.

DE L'ÉCOULEMENT PAR LE FONDEMENT.

Survient par contact ou par répercussion. On prescrit la première partie du traitement; lavemens de graines de lin 2 fois le jour; 6 à 8 injections par jour, d'un demi-verre d'eau de mauve avec 1 grain d'opium. Si les douleurs sont fortes, 8 à 10 sangsues au fondement; on passe ensuite à la deuxième, puis à la troisième partie du traitement. A la troisième partie on fait tous les jours 6 à huit injections astringentes.

DE L'ÉCOULEMENT

par le dessus de la tête de la verge, ou l'intérieur de la peau qui la recouvre.

On fait suivre les trois parties du traitement, et à la troisième, on baigne la verge dans de l'eau de saturne, 8 à 10 fois le jour.

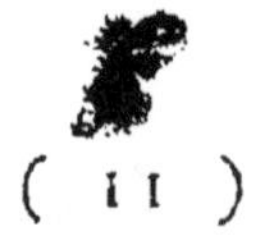

DU GONFLEMENT DES BOURSES.

Les fautes du malade peuvent, en amenant la suppression de l'écoulement par la verge, produire l'inflammation des bourses.

On ordonne la saignée du bras ; 8 sangsues entre les cuisses, sur la partie qui sépare les bourses du fondement; 2 lavemens de graine de lin par jour ; cataplasme de farine de lin sur la verge, et compresses d'eau de mauve, arrosées de laudanum sur les bourses ; bain entier tiède chaque jour ; potion calmante. On reste au lit tant que les bourses sont enflées ; première partie du traitement. On tente, après ces soins, la deuxième partie, qui résout quelquefois le gonflement.

Si l'état inflammatoire a persisté après la deuxième partie, vésicatoire au haut interne des cuisses; les mêmes cataplasmes sur la verge; inoculation.

Quand les douleurs et l'inflammation sont diminuées, on place sur les bourses des compresses d'eau de saturne camphrée ; on continue la farine de lin sur la verge; troisième partie du traitement.

DU GONFLEMENT DE LA TÊTE DE LA VERGE.

Cette tête, et la peau qui la recouvre, sont l'une et l'autre susceptibles de gonflement avec ou sans rougeur ; ou l'on ne peut plus découvrir la tête, ou l'on ne peut plus l'envelopper de la peau; dans les deux cas, s'il y a rougeur, on conseille : saignée du bras, 8 sangsues entre les cuisses; cataplasmes de farine de lin, arrosés de laudanum, sur la verge, et première partie du traitement; si ces moyens ne réussissent pas, la gangrène est imminente; on excise alors la peau pour découvrir la tête, ou on incise pour débrider, si elle est découverte. Première, puis deuxième partie du traitement.

Lorsqu'il n'y a pas ou plus de rougeur, d'inflammation, troisième partie du traitement; bains de verge dans l'eau de Saturne, et compresses imprégnées du même liquide. Au besoin, scarifications pour dégorger.

DE L'ÉCOULEMENT CHEZ LA FEMME.

Gonflement des parties naturelles, écoulement de matière épaisse, presque toujours par le canal des règles, bien rarement par celui des urines.

On conseille la première partie du traitement; injections et lotions aux parties naturelles avec de l'eau de guimauve et de tête de pavot; 12 sangsues au haut interne des cuisses, s'il y a douleur; ensuite deuxième partie du traitement. On passe à la troisièm partie du traitement, et on pratique alors des injections astringentes 8 à 10 fois par jour.

Les autres accidens chez la femme, se traitent par des moyens rationnellement analogues à ce qui a été établi pour l'homme.

DES ULCÈRES.

Boutons qui s'ouvrent et s'étendent (*chancres*), ou petites plaies superficielles qui suintent (*pustules*).

Ces ulcères peuvent naître sur toutes les parties du corps qui ont touché un objet infecté; ils affectent surtout les parties naturelles.

DES ULCÈRES QUI APPARAISSENT *peu après que l'on a vu une personne impure.*

Quatrième partie du traitement vénérien. — On prescrit d'abord, si l'inflammation est grande, une saignée du bras; quelques sangsues aux environs de la plaie; ensuite 6 paquets de poudre tempérante chaque jour; 8, puis 15 pilules fondantes chaque jour; 1 bain entier tous les deux jours; baigner la partie malade plusieurs fois le jour dans l'eau de guimauve et de tête de pavot, ou lotions, ou injections, ou gargarismes avec le même liquide, selon que l'endroit malade permet les bains, ou exige les lotions, injections, ou gargarismes; dans l'intervalle des bains, cérat sur les ulcères, et si les douleurs sont vives, cérat opiacé; potion calmante. Après 8 jours on passe à la cinquième partie.

Cinquième partie du traitement vénérien. — Six paquets de poudre tempérante par jour; une pilule vénérienne le matin et une le soir, puis 2 et ensuite 3 le matin et 3 le soir; continuation des bains entiers et particls, ou injections, lotions; cérats. Si les ulcères tardent trop à disparaître, et même dès qu'ils ne sont plus douloureux, on y applique successivement, au besoin, onguent mercuriel, cérat avec oxide rouge de mercure, et enfin on touche avec le sulfate de cuivre, ou la pierre infernale, ou l'on fait des lotions, gargarismes ou injections avec l'eau stimulante unie à 7 huitièmes d'eau de tête de pavot, pour gargarismes et injections, ou lotions de l'œil, et l'eau stimulante pure avec 2 gros de laudanum pour les autres lotions.

On continue la cinquième partie du traitement 15 jours après la disparition des ulcères, mais on ne prend plus que deux pilules vénériennes par jour.

DES ULCÈRES
qui résultent d'une maladie ancienne.

On conseille les quatrième et cinquième parties du traitement, mais on ajoute à la cinquième partie, le rob vénérien, dont on prend une cuillerée à soupe matin et soir. On continue cette cinquième partie 30 jours après que les ulcères ont disparu; mais on ne prend plus que 2 pilules vénériennes par jour.

Régime pendant les quatrième et cinquième parties du traitement.

Pas de vin, café ou liqueurs; abstinence des plaisirs de Vénus; repas et exercice modérés; habits chauds; alimens plus fortifians et un peu de vin si la maladie est ancienne et le malade affaibli ; alors on fait aussi supprimer les bains comme affaiblissans.

DES ULCÈRES *aux parties naturelles.*

On fait remplir les quatrième et cinquième parties du traitement.

DU BRIDEMENT DE LA VERGE, *produit par ulcères.*

Les ulcères de la verge occasionnent souvent son bridement par l'enveloppe, en avant ou en arrière de la tête. On suit la méthode indiquée à l'article *gonflement de la tête de la verge ;* mais, lorsqu'à l'aide de cette méthode, on est parvenu à débrider ou découvrir les ulcères, au lieu de faire la troisième partie du traitement, on passe aux quatrième et cinquième parties.

DES ULCÈRES AU FONDEMENT.

S'il y a inflammation, douleurs, on conseille la quatrième partie du traitement; 2 lavemens par jour préparés avec graine de lin et tête de pavot; 4 à 6 injections par jour d'un demi-verre d'eau de mauve avec un grain d'opium dissous; puis cinquième partie.

Si la maladie est ancienne, s'il n'y a pas inflammation, on fait de suite la cinquième partie du traitement, et 6 à 8 injections par jour avec un demi-verre d'eau de mauve, mêlée à une cuillerée d'eau stimulante et 10 gouttes de laudanum.

DES ULCÈRES A LA BOUCHE.

Lorsqu'il y a douleur, gargarismes fréquens avec l'eau de mauve et de tête de pavot, et quatrième partie.

S'il n'y a pas de douleur, gargarismes d'eau de tête de pavot mêlée à 1 huitième d'eau stimulante; cinquième partie du traitement, et on touche l'ulcère avec la pierre infernale ou le sulfate de cuivre, si on le peut sans risquer d'en laisser passer dans l'estomac.

DES ULCÈRES AUX MAMELLES.

S'ils sont enflammés, on ordonne la quatrième partie du traitement; lotions fréquentes avec l'eau de mauve opiacée, à 1 gros par livre d'eau; quand l'inflammation, la douleur sont passées, ou lorsqu'il n'y en a pas d'abord, on fait faire la cinquième partie du traitement, et on couvre les ulcères d'onguent mercuriel saturné, ou on les touche avec la pierre infernale.

DES ULCÈRES DU NEZ ET DES OREILLES.

S'il y a douleur, on conseille la quatrième partie du traitement; des fumigations et des injections d'eau de mauve et de tête de pavot; le plus souvent il n'y a pas d'inflammation, et alors on fait la cinquième partie du traitement, et 6 à 8 injections par jour avec l'eau de tête de pavot, à laquelle on ajoute 1 huitième d'eau stimulante.

DES ULCÈRES DE L'ŒIL.

Toujours inflammatoires; on les combat par la quatrième partie, une saignée du bras, 6 sangsues aux tempes, et 1 bain entier chaud tous les jours; bains de l'œil dans l'eau de mauve opiacée, à 1 gros par livre; vésicatoire au cou, et cinquième partie du traitement.

DES TUMEURS AUX AINES (partie du ventre où finissent les cuisses),

(*communément* POULINS.)

On prescrit la quatrième partie du traitement, et lorsque la tumeur est douloureuse, 4 sangsues autour de la tumeur, sur laquelle on place ensuite des cataplasmes tièdes de farine de lin, arrosés de laudanum.

La tumeur peut alors disparaître; mais si, quand il n'y a pas d'inflammation, la tumeur devient molle, présente un point saillant qui fasse présumer une suppuration, une ouverture prochaine, on continue les cataplasmes, on fait la cinquième partie du traitement, et si la tumeur tarde à s'ouvrir, on applique la pierre infernale ou de la potasse caustique, pour faciliter l'ouverture; l'abcès ouvert se traite comme les ulcères.

Mais quand l'état inflammatoire et douloureux n'existe plus, et que la tumeur sans tendre à la suppuration, ne se résout, dissout cependant pas, et ce cas est commun, on fait la cinquième partie, et on frictionne 5 minutes, une fois le jour, avec 1 gros d'onguent mercuriel, la tumeur, ses environs, les parties naturelles entre les cuisses et les jambes.

DES TUMEURS AUX AISSELLES.

On conseille les moyens prescrits contre les tumeurs des aînes, mais les frictions se font seulement sur la tumeur, les environs et tout le bras.

DES TUMEURS A L'AVANT-BRAS.

Mêmes moyens, mais frictions sur la tumeur, la main et le poignet.

DES TUMEURS DU COU, *et à la mâchoire inférieure.*

Même traitement, mais frictions sur la tumeur et les environs seulement.

DES EXCROISSANCES.

Saillies molles ou dures, à pédicule, à tête arrondie, suintant quelquefois; à forme de crête de coq, de figue, de fleurs de thym, de choufleur; de végétation, poirreau, verrue, etc., sur les parties naturelles, au fondement et leurs environs; à la bouche, aux narines, aux paupières, aux oreilles, etc. On les combat par les quatrième et cinquième parties du traitement.

L'excision par bistouri ou la ligature avec un fil de soie se pratiquent aussi, lorsque la forme des excroissances se prête à ces opérations.

DES GERÇURES.

(*Rhagades*).

Fissures, crévasses qui se montrent partout, et surtout aux mains, poignets, doigts, fondement, seins, parties naturelles, jarrets, etc.

On fait suivre les quatrième et cinquième parties du traitement.

DES CROUTES D'APPARENCE DARTREUSE.

Elles peuvent occuper toutes les parties du corps, mais elles affectent surtout le front, le cuir chevelu. On conseille les quatrième et cinquième parties du traitement, et le rob.

DES TACHES D'APPARENCE CUIVREUSE.

Elles se montrent partout ; on les combat par les quatrième et cinquième parties du traitement, et le rob.

DU GONFLEMENT DES OS,

(*Exostoses, nodus*).

Tumeurs dures, sur les os de la tête, de la poitrine, de l'avant-bras, des jambes, etc.

On fait suivre les quatrième et cinquième parties du traitement; tous les jours une friction de cinq minutes sur le gonflement, avec 1 demi-gros d'onguent mercuriel; le rob.

Si les douleurs sont trop violentes, on pratique l'excision de la tumeur, quand elle est circonscrite, et des scarifications si elle a trop d'étendue; potion calmante.

Lorsque l'ouverture montre les os cariés, on applique sur la carie des acides minéraux, ou un fer rouge; mais ce dernier moyen ne se pratique pas sur les os de la tête, de la poitrine, sur les os courts, ni sur les articulations des os longs, on enlève alors la carie par un instrument de chirurgie, et l'on traite la plaie comme un ulcère ordinaire vénérien.

DE LA PERTE DE L'OUÏE.

On conseille un vésicatoire au derrière du cou, et les quatrième et cinquième parties du traitement; rob.

DES MAUX D'YEUX.

Pour ceux qui ne sont pas décrits aux articles écoulemens et ulcères, on prescrit le vésicatoire au derrière du cou, les quatrième et cinquième parties du traitement, et le rob.

DE L'ENCHIFRENEMENT.

On ordonne les quatrième et cinquième parties du traitement, avec le rob; et si l'incommodité résiste, on fait placer un vésicatoire au derrière du cou.

DES DOULEURS NOCTURNES, *de la perte de l'appétit, et de la fièvre.*

On soumet aux quatrième et cinquième parties du traitement avec le rob.

DE LA COMPLICATION *avec d'autres maladies.*

Lorsque le vénérien est atteint d'une autre maladie, ou s'il en survient une pendant le traitement, on s'occupe d'abord de cette maladie, sans plus donner de mercure, qui pourrait contrarier sa curation, et ce n'est qu'après sa guérison que l'on traite la vérole. Cependant les mercuriaux s'associent très-bien aux remèdes employés contre la galle, les dartres, les écrouelles, le scorbut, et en général toute affection, non inflammatoire ; on traite alors les deux maladies ensemble, par les médicamens réunis.

DES COLIQUES, IRRITATIONS, SALIVATION *pendant le traitement.*

Lorsqu'on éprouve des coliques en faisant usage des pilules vénériennes, on cesse d'en prendre jusqu'à ce qu'on ait été un jour sans souffrir; on se remet alors aux pilules, en commençant par une le premier jour.

Si les pilules vénériennes, l'eau stimulante, les onguens mercuriels exaspèrent, irritent le malade ou les plaies, ou produisent la salivation, on reprend la quatrième partie du traitement, et on recommence ensuite la cinquième en diminuant les doses.

Chez les femmes enceintes.

On fait remplir les quatrième et cinquième parties du traitement, mais on ne leur donne d'abord qu'une pilule vénérienne chaque jour, et plus tard 2 seulement.

On s'efforce de guérir les femmes avant l'accouchement. S'il a lieu avant la guérison, la mère allaite elle-même l'enfant, prend les médicamens avec la même mesure que si elle était grosse, et l'on traite en même temps l'enfant.

Chez les enfans.

On donne au nouveau-né, tous les matins, 10 gouttes d'eau stimulante dans une cuillerée de forte décoction de salsepareille sucrée. Pour les plus âgés, on augmente la dose d'une goutte par chaque année de l'enfant.

COMPOSITION DES MÉDICAMENS.

Poudre tempérante.

Poudre de phosphate de soude, 2 gros.
——— de nitrate de potasse, 3 gros.
——— de sucre de lait, 4 onces.
——— d'extrait de laitue vireuse, 12 grains.

Pour 90 paquets, dont chacun se prend délayé dans un verre d'eau.

Pilules fondantes.

Extrait de canne, 1/2 gros.
Poudre de tête de pavot, 1 gros.
Savon médicinal, 1 1/2 gros.
Mellite de fleurs de pêcher, q. s.

Pour 72 pilules.

Pilules vénériennes.

Sublimé, 6 grains, dissous en alcool et mêlé à
Poudre de tête de pavot, 1 gros.
L'alcool évaporé à siccité, on ajoute extrait de
Calaguala, 1 gros.
Mellite de fleurs de pêcher, q. s.

Pour 72 pilules.

Pilules contre l'écoulement.

Baume rakasira, 1 scrupule.
——— du Coumier, 1 *id.*
Poudre de Cubèbes, 2 *id.*
——— d'extrait de rathania, 4 *id.*

Pour 72 pilules.

Injections astringentes.

Acétate de plomb, 1/2 gros.
Laudanum liquide, 1 gros.
Eau de laitue, 8 onces.

Pour quatre injections pratiquées avec une petite seringue à bout rond.

Collyre astringent.

Eau de laitue, 1 livre.
Sel de saturne, 15 grains.
Opium, 1 gros.

Potion calmante.

Thridace, 6 grains.
Eau de laitue, 6 onces.
Sirop de fleurs d'orange, 2 onces.

Une cuillerée toutes les heures.

Rob vénérien.

Fleurs de pêcher fraîches,	1/2 livre.
Calaguala,	1 livre.
Canne,	2 *id.*
Salsepareille,	4 livres.

Eau,

Miel et sucre à par égales, q. s. pour 6 li de rob.

Eau stimulante.

Sublimé,	4 gr
Eau distillée,	7.0.
de laitue,	1 0

J'ai comminiqué cet écrit à un médecin tingué qui a bien voulu, en y donnant approbation, me faire des observations j'ai profité.

Je m'empresserai de soumettre à sa *sion*, toutes les questions qui me seront ad sées par les malades, qui pour n'être soupçonnés d'infection, ou par tout motif, croiront devoir suivre cette mar et on trouvera toujours chez moi, les camens cités dans cet ouvrage, *toutes le que MM. les Médecins auront bien vou prescrire.*

Quelques-unes des substances qui co sent ces médicamens sont rares, et les p tions où entrent les fleurs du pêcher d se faire dans la saison de ces fleurs, il peut-être difficile de se les procurer d'autres pharmacies, qui n'ayant pas e naissance des recettes en temps utiles, ront pu s'approvisionner.

IMPRIMERIE DE CHASSAIGNON, RUE GÎT-LE-CŒ